# QUELQUES CONSIDÉRATIONS

## SUR LE

# CHOLERA-MORBUS.

## PAR J.-M. HELLO,

DOCTEUR EN MÉDECINE,

Chirurgien de 1re. classe entretenu de la Marine.

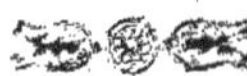

## BREST.

IMPRIMERIE DE ROZAIS,

RUE DU CHATEAU, NUMÉRO 44.

### 1835.

# QUELQUES
# CONSIDÉRATIONS

SUR LE

# CHOLERA-MORBUS.

## PAR J.-M. HELLO,

DOCTEUR EN MÉDECINE,

*Chirurgien de 1re. classe entretenu de la Marine.*

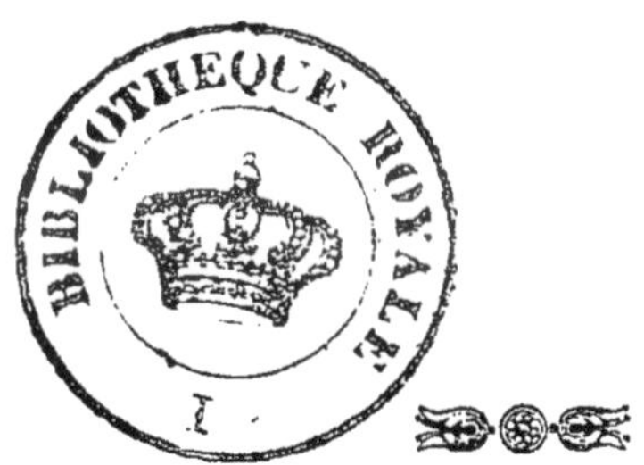


## BREST.
## IMPRIMERIE DE ROZAIS,

RUE DU CHATEAU, NUMÉRO 44.

1833.

# CONSIDÉRATIONS



# CHOLÉRA-MORBUS.

LES observateurs qui, en étudiant le choléra-morbus en Asie, pressentirent son invasion dans les contrées européennes, firent entendre un cri d'alarme qui mit justement en émoi les médecins de toutes les nations. En effet, le mode de développement de cette terrible maladie, ses caractères, sa marche, ne laissaient aucun doute sur la certitude de son apparition prochaine dans nos climats ; et dès-lors elle devint un intéressant sujet de recherches pour tout homme jaloux d'être utile à ses semblables. Destinés à parcourir toutes les mers à bord des vaisseaux de l'état, souvent forcés de ne prendre conseil que d'eux-mêmes dans les conjonctures les plus graves, les médecins de la marine durent en faire particulièrement l'objet de leurs méditations. M. Pommier, l'un de nos collégues, qui avait signalé son zèle dans

l'île de Bourbon , en s'enfermant volontairement dans un lazaret destiné au traitement des
cholériques , nous rapporta en 1820 quelques
notions sur le choléra indien. Le mémoire de
M. Keraudren, inspecteur-général du service de
santé de la marine, qui parut en 1824, et le rapport de M. Moreau de Jonès au conseil supérieur
de santé, en nous enseignant les causes présu-
mées de cette affection , nous donnèrent des
documens précieux sur les symptômes qui la
font reconnaître et sur le traitement le plus
convenable à lui appliquer. Mais bientôt les ré-
cits les plus contradictoires vinrent jeter le
doute dans notre esprit sur l'efficacité de tous
les traitemens qui avaient été indiqués. Les
écrits des médecins envoyés en Pologne et en
Russie n'étaient pas de nature à le dissiper. Les
Anglais ne publiaient rien de très-rassurant
pendant le cours de leur épidémie. Enfin le
choléra éclata à Paris , et notre attention se
concentra naturellement sur les premières observations qui furent livrées au public. Elles
étaient loin d'être satisfaisantes. Le chiffre de
la mortalité, dissimulé par tous les journaux ,
grossissait de jour en jour d'une manière remarquable, et, il faut le dire , la dissidence la
plus triste , la plus affligeante , existait dans le
traitement prescrit par les diverses notabilités
médicales.

Après avoir puissamment contribué à faire prendre toutes les dispositions nécessaires pour assurer à Brest de prompts secours aux hommes qui appartiennent au service de terre et de mer, dans le cas où l'épidémie apparaîtrait au milieu de nous, M. le premier chirurgien en chef Fouilloy sollicita de l'amiral préfet maritime l'ordre de se rendre à Paris, pour y suivre le choléra, et voir par lui-même le traitement qui comptait le plus de succès. Je réclamai et j'obtins la faveur de l'accompagner.

Grâce à l'intervention de MM. les ministres de la marine et des travaux publics, toute facilité nous fut accordée pour faire nos observations, en sorte qu'en peu temps il nous fut possible d'acquérir sur cette maladie des données aussi exactes et aussi précises que le comportait sa nature.

Les premiers malades que je vis me firent croire qu'il existait une analogie très-grande entre le choléra-morbus et la fièvre jaune. En effet, dans l'une comme dans l'autre de ces affections : *invasion soudaine ou prodrômes peu prolongés, vomissemens d'une matière spéciale, coloration anormale de la peau, suppression d'urine, odeur sui generis, marche rapide, terminaison prompte.*

Mais outre ces rapports de ressemblance, le

choléra offrait encore un grand nombre de symptômes graves qui n'ont jamais marqué aucune des épidémies de fièvre jaune qui ont successivement désolé les Antilles. Ainsi, par exemple, dans la fièvre jaune, la voix ne s'éteint pas, les yeux ne sont ni rétractés, ni aussi profondément enfoncés dans les orbites. Nulle trace de cet amaigrissement si rapide, qui, en quelques instans, a, pour ainsi dire, momifié le sujet le plus robuste ; la température de la peau se conserve jusqu'au dernier moment, et le malade ne meurt réllement que lorsque la mort l'a frappé. Le cholérique, au contraire, est souvent éteint, cadavérisé lorsque sa voix exprime encore ses pensées, lorsque sa poitrine se dilate encore sous l'influence de l'air qu'il respire. Le parallèle est donc loin d'être favorable aux cholériques. Cependant il ne faudrait pas en induire ce que quelques personnes ont imprudemment avancé, que tout individu atteint du choléra est destiné à mourir. Les hommes de bonne foi avoueront, au contraire, que les cas les plus foudroyans de choléra ne sont pas toujours inévitablement mortels, et les médecins qui ont pu donner des soins à beaucoup de malades, se feront sans doute un devoir de déclarer que quand ils ont été prévenus aux débuts des premiers symptômes, il leur. a été très-fréquemment possible de les enrayer.

Avant de soutenir cette assertion par des faits récens, je vais entrer dans quelques détails sur le choléra. Le voyage que j'ai fait à Paris, la misson que j'ai sollicitée et que j'ai été remplir à Paimpol, ville des Côtes-du-Nord, me font en quelque sorte une loi d'émettre mon opinion sur une maladie qui m'a captivé exclusivement pendant plusieurs mois.

C'est avec bien juste raison qu'on a dit qu'entre le choléra indien et le choléra sporadique, il n'existait d'autre rapport que le nom. En effet, cette dernière affection peut dans tous les cas être considérée comme une véritable gastro-entero-colite, dont la terminaison est le plus ordinairement heureuse, mais il n'en est pas de même du choléra spasmodique. Ici ce n'est plus une simple phlegmasie du tube intestinal; c'est une maladie complexe dont le génie, malheureusement, échappe à notre investigation, mais qui, avec une lésion profonde du système nerveux, présente constamment *un produit particulier* qui, peu après l'invasion, se retrouve invariablement dans les déjections ou dans les vomissemens. Il n'est pas toujours identique, sa coloration surtout est très-variable, mais dans la plupart des cas on le retrouve sous forme de flocons albumineux, de riz crevé, de grains de semouille ou de décoction blanche.

La lésion nerveuse , source des désordres les plus fâcheux et des accidens terribles qui signalent certains cas de choléra , et le *produit inaccoutumé* de la sécrétion intestinale , constituent à eux seuls les caractères pathologiques les plus tranchés du choléra-morbus. On les rencontre chez tous les malades. Le choléra n'est véritablement déclaré que lorsqu'il a été possible de les constater , mais alors le péril est déjà imminent.

A quoi faut-il attribuer cette lésion nerveuse, cette sécrétion spéciale ? Ici s'ouvre le champ de la discussion et les médecins ne sont plus d'accord. Les fonctions cérébrales conservant toute leur intégrité pendant la durée du choléra, et les nerfs qui tirent leur origine de l'encéphale n'éprouvant aucune atteinte sérieuse , c'est évidemment dans la moëlle épinière qu'il faut rechercher la cause de ces mouvemens convulsifs , de ces douleurs atroces , de ce froid humide de la peau et peut-être aussi de cet amaigrissement rapide et de la désoxygénation du sang ; phénomènes qui, par leur réunion, donnent au choléra cette physionomie particulière , qui ne permet plus de le méconnaître quand on l'a vu une fois. Mais, après la mort, c'est vainement que vous portez un œil scrutateur sur le canal vertébral , la moëlle paraît parfaitement saine. Les nerfs qui en naissent ne sont nullement altérés. Dans quelques cas, il est vrai, on trouve un peu de sérosité dans le canal et des traces de myélite, mais le plus fréquemment tout semble être dans l'état normal.

La sécrétion cholérique est-elle le produit de l'inflammation de la muqueuse intestinale? est-elle le résultat d'un travail spécial opéré dans les glandes de Brunner ou de Peyer? Est-ce, comme dit M. Bally, une hémorrhagie blanche?

Cette question ne me paraît pas encore réroluc d'une manière péremptoire.

La réalité d'une influence atmosphérique spéciale, qui détermine de nombreuses indispositions chez les habitans des localités atteintes par le choléra, est aujourd'hui hors de doute. Cependant je la crois beaucoup moins générale qu'on ne l'a supposé, et je reste convaincu que s'il avait été possible de dissimuler aux populations les pertes qu'elles faisaient journellement, un grand nombre de personnes qui ont été véritablement malades depuis l'apparition jusqu'à l'extinction du fléau, n'eussent point discontinué de jouir d'une santé parfaite. Sous ce rapport, la publicité que les journaux politiques ont donnée aux tables de la mortalité, a eu des résultats diamétralement opposés à ceux qu'on voulait en obtenir. Que de gens se sont abonnés

( 8 )

pour avoir le chiffre des décès, et qui se couchaient malades après l'avoir lu! Je me souviendrai toujours de l'effet produit par les deux fameuses leçons de Broussais, si imprudemment publiées dans le *Moniteur*. On les recherchait avec avidité. Les hommes les plus pusillanimes ne résistaient pas au désir de connaître les phénomènes qui annoncent le choléra-morbus. La lecture de la plus minutieuse description de tous les symptômes de cette affreuse maladie se faisait avec recueillement, presque toujours avec terreur; et à peine était-elle terminée qu'on ne vivait plus. Au plus léger bruit occasionné dans l'intestin par le déplacement d'un gaz, on se croyait atteint; on faisait chercher le médecin; on n'osait plus ni manger ni dormir; et il fallait bien des jours pour se rassurer et reprendre ses habitudes.

J'ignore comment il se fait que le choléra éclate brusquement à des distances si éloignées; j'ignore quelle est la cause qui l'engendre et qui le communique en quelques heures à un aussi grand nombre de personnes. Je ne rechercherai pas si cette cause existe dans l'air ou dans l'eau. Jamais le ciel ne fut plus pur, plus serein, que le jour où le choléra se montra à Paris. Avant qu'il eût paru en France, on croyait généralement qu'il suivait le cours des fleuves, mais il n'en existe aucun entre Paris et Brest, entre Brest et Paimpol. Un voile, qui n'a point encore été soulevé, cachera peut-être long-temps ce qui sert de véhicule à ce triste fléau.

La malpropreté, la misère, les excès de tous genres, les impressions vives et surtout tristes de l'âme, etc., ont été considérés comme causes productrices du choléra. Dans tous les temps, ceux qui négligent les soins de l'hygiène sont naturellement disposés à contracter des affections graves. Ce n'est donc pas sans motif que l'on a remarqué que le choléra éclatait presque constamment dans les habitations basses, sales, mal aérées, des gens les plus misérables d'une ville. Débilités par la respiration d'un air toujours vicié qui ne peut servir que très-incomplètement à l'hématose, ils devaient surtout être particulièrement atteints par le choléra-morbus; aussi est-il prouvé que partout les victimes ont été infiniment plus nombreuses dans cette classe que dans les autres; et rien n'est plus facile à expliquer. En effet, si l'air impur qu'ils respirent contribue à les affaiblir, leur mauvaise alimentation, leurs excès journaliers et leurs rudes travaux achèvent de ruiner leur constitution, et les placent dans des conditions qui les mettent en quelque sorte dans l'impossibilité d'échapper aux ravages des épidémies. La classe inférieure en France a été incomparablement plus maltraitée que la même classe en Angleterre, et nous devons l'attribuer au genre de vie des deux nations, qui est totalement différent. Les Anglais les moins fortunés font un repas de viande tous les jours, et boivent habituellement de la bière ; tandis qu'en France les individus qui composent la même classe dans la société vivent de légumes, de bouillies, de laitages, n'usent que très-rarement de substances animales, et ne boivent habituellement que de l'eau. Il n'est donc pas surprenant que les premiers soient plus robustes, et qu'ils aient offert plus de résistance au choléra.

Dans l'île de Bréhat, où l'épidémie a occasionné de grands ravages, les maisons sont généralement très-propres, et l'air est parfaitement pur, mais l'eau y est saumâtre, et la majorité des habitans ne vit que de pommes de terre ; aussi ai-je remarqué, pendant les trois jours que j'y ai passés, que les symptômes marchaient avec une grande rapidité, et que les saignées y étaient suivies de résultats moins satisfaisans qu'à Paimpol et à Brest.

Je regarde la diète végétale comme une des causes qui prédisposent le plus sûrement au choléra-morbus, et je crois devoir lui attri-

buer, en grande partie, les ravages qu'il a oc-
casionnés partout dans les basses classes. Qu'on
ne croie pas cependant que je veuille proscrire
les végétaux. Mon but ici n'est que de signaler
le danger qu'il y aurait à en faire long-temps
un usage exclusif.

A Paris, dans les premiers temps de l'épidémie, les hommes qui s'enivraient étaient atteints par le choléra, et promptement frappés
de mort. C'est ce qui donna naissance à ces
bruits absurdes d'empoisonnement qui ont
coûté la vie à quelques malheureux. En pro-
vince, il me semble que les buveurs ont été
plus épargnés; mais je crois que généralement
tous ceux qui ont été touchés par le fléau ont
succombé. Je me trouvais à Paimpol lors de
la fabrication des cidres nouveaux, et j'avoue
que je craignais fortement une recrudescence
de l'épidémie au moment où l'on commencerait
à faire usage de cette boisson, qui est très-laxa-
tive quand elle est nouvelle. M. le préfet des
Côtes-du-Nord, éprouvant sans doute les mêmes
craintes, fit prudemment retarder d'un mois la
vente des cidres, ce qui leur donna le temps
de fermenter et les rendit infiniment plus salu-
bres. Je puis dire qu'une sorte d'anxiété existait dans les esprits quand vint le jour où la
vente cessa enfin d'être défendue; mais, à notre

grande surprise, il n'en résulta point d'accidens. Les excès furent d'autant plus nombreux que la jouissance du cidre avait été plus long-temps attendue; néanmoins la recrudescence ne se montra point, mais la sécurité qui en résulta devint funeste à plusieurs buveurs. Un matelot arrivant de Terre-Neuve fut rencontré tout à fait ivre par M. le commissaire de marine à Paimpol, qui lui adressa quelques remontrances sur le péril auquel il s'exposait : — *Bah, mon commissaire*, lui répondit-il, *il me faut du vent, à moi.* Il en prit trop, car peu d'instans après il mourut au milieu des accidens qui caractérisent les plus violentes atteintes du choléra.

La peur, les impressions vives de l'âme, tiennent le premier rang parmi les causes occasionnelles du choléra. Tout le monde connaît le trouble profond que détermine la peur sur l'économie, et l'effet débilitant qu'elle produit sur le tube digestif et le système musculaire. Une des premières personnes qui ont succombé à Brest est une jeune fille de l'hospice civil qui était fortement convaincue que si le choléra envahissait notre ville elle en serait indubitablement atteinte. La vue de certains cholériques suffit quelquefois pour engendrer le choléra. Les exemples n'en sont pas rares. Je citerai à cette occasion un fait qui s'est passé dans le mois de septembre.

C. Chiron, enceinte de six mois, est atteinte du choléra-morbus dans la commune de Plounez, près Paimpol. Son confesseur, craignant de la voir succomber, et voulant ondoyer l'enfant qu'elle portait dans son sein, s'adresse à A. M. M...., dame très-pieuse et d'une bienfaisance reconnue, et lui impose, comme un devoir de religion, l'obligation de délivrer la femme Ch.... aussitôt après sa mort, afin de tirer son enfant des lymbes. Madame M.... répugnait à une pareille opération; mais le curé, dans de bonnes intentions sans doute, sut vaincre tous ses scrupules et la conduisit près de la malade, après lui avoir laissé les instructions nécessaires pour faire ce qu'il désirait. C. Ch.... ne tarda pas à mourir. Alors madame M...., femme de mœurs très-douces, mais dominée par l'exaltation de ses sentimens de piété, surmontant la frayeur bien naturelle que lui inspirait le choléra, s'arme d'un couteau, pénètre dans le sein de la malheureuse qui venait d'expirer, écarte des chairs encore palpitantes, arrache l'enfant de l'utérus, et lui donne la bénédiction. C'en était trop pour elle. Un affaissement extrême suivit de près l'exaltation qui venait de la porter à pratiquer une opération qui était au-dessus de

( 14 )

ses forces, et dont l'idée seule l'épouvantait.
Frappée de l'affreux spectacle qu'elle avait eu
sous les yeux, elle rentre chez elle dans un état
voisin de l'aliénation, se met au lit et fait appeler
M. F...., médecin à Paimpol, auquel elle confia
bientôt la cause de son mal et de ses remords.
L'idée de la femme Ch.... morte du choléra,
et ouverte par elle, la persécutait sans relâche
et lui causait les plus cruelles angoisses. Une
gastro-céphalite céda promptement à la médication employée par M. F....; mais la cause de
l'affection cérébrale de madame M.... était là,
et acquérait tous les jours une intensité nouvelle par le délire de son imagination. Le 11
septembre, des symptômes douteux de choléra-
morbus viennent remplacer ceux de la gastro-
céphalite. Le 12, ils se prononcent d'une manière positive, marchent avec une rapidité que
rien ne peut suspendre, et le 13, au matin,
elle meurt dans les convulsions, désespérée
d'avoir obéi à un fanatisme qu'elle déplorait
trop tard, et cherchant à écarter l'horrible
image qui la poursuivait sans cesse.

Appelé près de cette infortunée, il m'a été
impossible d'éloigner les terreurs qui l'acca-
blaient, et j'ai eu la douleur de ne pouvoir lui
conserver une existence trop tôt finie pour le
bonheur des pauvres de Plounez, dont elle
était la mère et l'appui.

( 15 )

Lors de l'apparition du choléra en France, on était généralement convaincu que l'invasion de cette cruelle maladie était si brusque, sa marche si rapide, que souvent on n'avait pas le temps de recevoir les secours de la médecine. Cette opinion était accréditée quand nous partîmes pour Paris, et peut-être avons-nous contribué à rassurer un peu les esprits en insistant sur l'observation récemment faite que le choléra avait ses prodrômes comme toutes les maladies, c'est-à-dire qu'il était presque toujours précédé de symptômes qui sont assez marqués pour avertir le malade et permettre au médecin de l'entraver avec efficacité. Il est si triste de penser qu'au milieu de la santé la plus florissante on peut être foudroyé, tué instantanément, qu'il nous fut facile de faire adopter une opinion qui devait contribuer puissamment à rassurer les familles.

Le choléra-morbus se présente ordinairement sous quatre formes tranchées : 1°. Gastro-entérite ; 2°. embarras gastrique ; 5°. colite légère ; 4°. douleurs musculaires et crampes. Les symptômes qui caractérisent ces indispositions peuvent se prolonger plusieurs jours ou ne durer que quelques heures. Si on les néglige, ce qui malheureusement n'arrive que trop souvent, une congestion latente se forme dans le canal digestif, et le travail cholérique s'établit. On appelle ainsi cette sécrét on spéciale dont j'ai déjà parlé. Elle remplit ordinairement le tube intestinal , après que les matières alimentaires en ont été expulsées, et ne se rencontre que dans le choléra-asiatique seulement. On la retrouve aussi dans la vessie et la vésicule biliaire , où elle remplace l'urine et la bile.

Les vomissemens et les selles sont plus ou moins fréquens , plus ou moins douloureux , suivant les différents sujets. Ils sont par fois très-rares. Il en est de même des crampes, des convulsions qui surviennent à des époques très-variables, quelquefois au début , mais qu'on n'observe pas chez tous les malades. Un signe constant c'est la retention ou suppression d'urine dès les premiers symptômes cholériques. *Le facies est caractéristique.* Les yeux sont rétractés , profondément enfoncés dans les orbites. Les paupières appliquées sur le globe oculaire s'entrouvrent de manière à ne laisser voir que la sclérotique ou une petite portion de l'iris, et sont cernées par un cercle livide très-prononcé. Les lèvres sont décolorées ou bleuâtres. Le décubitus est en général en supination. Les extrémités inférieures se rapprochent du tronc qui est fléchi , le malade est ramassé dans son lit. Si le choléra, à son début, présente un peu d'obscurité dans le diagnostic, il n'est plus possible de le méconnaître quand il est parvenu à la période algide, car alors, aux symptômes que j'ai déjà énoncés, viennent se joindre un froid général très-vif, une teinte bleue prononcée de la face et des extrémités, une sueur visqueuse, et l'extinction graduelle du pouls et des battemens du cœur.

Une chose qui me paraît digne de remarque est que le froid caractéristique du choléra, dont le contact est toujours si désagréable pour le médecin, n'est jamais perçu par le cholérique; aussi faut-il établir une grande différence entre le froid de la période algide et ce froid des membres qui survient dans presque toutes les indispositions, surtout pendant la durée de l'épidémie du choléra. Le dernier est extrêmement gênant pour le malade, qui cherche à s'en débarrasser en s'enveloppant dans de la laine, en se faisant frictionner, etc., tandis que le froid de la période algide n'incommode nullement le cholérique. Il est rare, au contraire, qu'il ne se plaigne pas d'une chaleur ardente, et qu'il ne fasse pas des efforts pour éloigner les moyens calorifères dont on l'a entouré. J'insiste sur cette distinction, parce que je suis convaincu qu'elle peut rassurer beaucoup certaines personnes qui se croient prises du

choléra aussitôt qu'elles éprouvent la plus légère diminution dans leur température habituelle.

On peut considérer le choléra-morbus comme
présentant quatre périodes distinctes.

1ʳᵉ. *Période*, INCUBATION. Signes de gastro-
entérite, d'embarras gastrique, de colite ou
crampes. Altération commençante des traits de
la face. Langue large, épaisse et blanche. Pouls
très-variable. Douleurs nulles où légèrement
prononcées dans le ventre. Faiblesse, lassitudes,
étourdissemens.

2ᵉ. *Période*, CHOLÉRA DÉCLARÉ. Intensité crois-
sante des premiers symptômes. Déjections ou
vomissemens de la matière cholérique. Crampes,
convulsions. L'altération des traits se prononce
davantage; les yeux se rétractent, s'excavent,
se cernent; la face maigrit, se décharne à vue
d'œil. Respiration gênée. Langue souvent naturelle, quelquefois blanche, jaune, rouge.
Soif ardente. Chaleur interne brûlante. Pouls
faible en général, petit ou serré. Suppression
d'urine. Voix éteinte. Voix cholérique.

3ᵉ. *Période*, PÉRIODE ALGIDE. Mêmes symptômes. Froid du nez et de la langue. Faiblesse
progressive de la circulation. Les déjections
alvines font tomber le pouls avec une promptitude remarquable. Froid des membres percep-

tible pour le médecin, car j'ai déjà dit que le malade ne s'en plaignait pas. J'ai eu occasion de le constater bien des fois. Cyanose débutant par le nez, les lèvres, la langue, les membres. Ongles bleus. Les plis que l'on fait à la peau ne s'effacent que très-difficilement. Momification des mains et des pieds, sueur glacée. La respiration s'embarrasse de plus en plus, l'haleine est froide, les capillaires s'engorgent. Terreur profonde ou calme parfait. Intégrité des fonctions cérébrales. Odeur sui generis très-caractérisée. Si la mort survient, elle est tranquille ou précédée de convulsions violentes.

4°. *Période*, RÉACTION. L'intensité du froid diminue, un mouvement excentrique s'établit, la circulation se relève, une chaleur plus ou moins forte se montre à la peau. C'est la période la plus insidieuse du choléra, car, au moment où une amélioration sensible semble se manifester, une congestion cérébrale, pulmonaire ou intestinale survient et enlève brusquement le malade, ou le jette dans un état typhode qui se prolonge quelques jours et qui est presque constamment mortel.

Il est inutile de dire que, dans certains cas, au début de l'épidémie surtout, les accidens marchent avec tant de rapidité qu'il est difficile de distinguer nettement ces périodes. Je ne prétends même pas que le choléra doive tou-jours les parcourir complètement. Souvent il s'arrête à la 1<sup>re</sup>., à la 2<sup>e</sup>., etc., et c'est sans doute ce qui a porté des pathologistes à le classer suivant la gravité et la nature de ses symptômes, en choléra grave, choléra algide, choléra apoplectique; ou en choléra au 1<sup>er</sup>., au 2<sup>e</sup>., au 3<sup>e</sup>. degré, etc. Je dois aussi observer que les symptômes ne se répartissent pas rigoureu-sement dans les périodes que j'ai indiquées; périodes qui m'ont paru appartenir à la plura-lité des cas.

## TRAITEMENT.

1<sup>re</sup>. *Période*, GASTRO-ENTERO-COLITE. Diète absolue. Boisson adoucissante chaude ou froide au gré des malades. Saignée générale. Saignées locales sur le ventre ou au siège. Fomentations chaudes, bains tièdes. Demi-lavemens lauda-nisés.

EMBARRAS GASTRIQUE. Ipéca, 24 grains en trois doses. Supprimer ce médicament aussitôt que les vomissemens se déclarent. Appliquer 10 ou 12 sangsues sur la région épigastrique. Y reve-nir s'il y a lieu. Limonade citrique chaude ou froide, à volonté. Diète absolue, cataplasmes synapisés sur les extrémités inférieures.

CRAMPES. Ici le traitement varie suivant les

sujets. J'en ai vu qui éprouvaient un bien-être marqué quand on les frictionnait avec de la flanelle chaude, avec le laudanum pur ou uni à partie égale d'essence de térébenthine, quand on les plaçait dans une couverture de laine échauffée ; d'autres qui n'étaient soulagés que par les frictions faites avec de la glace Ce dernier moyen m'a presque constamment réussi. A défaut de glace, on peut employer les corps froids, le marbre, le fer, etc.

2°. *Période.* Je ne considère pas le vomissement comme étant à beaucoup près aussi alarmant que la diarrhée. J'ai même remarqué que, quand les efforts se prolongeaient long-temps, la terminaison de la maladie était fréquemment heureuse. Immédiatement après les sangsues, lorsque je désirais arrêter les vomissemens, je me suis toujours bien trouvé de l'application d'un vésicatoire sur la région épigastrique. De simples potions laudanisées à prendre par cuillerées de dix minutes en dix minutes ont produit aussi les plus heureux résultats. J'ai eu rarement à me féliciter d'y avoir ajouté de l'éther. Une poudre composée d'extrait de belladone, 6 grains, acétate de morphine, 1 grain, poudre de réglisse, 24 grains, divisée en huit paquets, à prendre de quart-d'heure en quart-d'heure, a été essayée avec succès dans la salle de M. le premier médecin en chef à Brest. Je l'ai donnée un très-grand nombre de fois, mais elle n'a pas toujours répondu à mes espérances. Le moyen héroïque par excellence est sans contredit la glace pilée, et elle jouit en outre du grand avantage de désaltérer le malade sans surcharger l'estomac. Le gaz acide carbonique administré sous forme de limonade et de potion, n'a pas soutenu sa réputation comme anti-émétique.

Si la diarrhée est le symptôme prédominant, il faut l'attaquer énergiquement par des applications de sangsues au siège et sur le trajet du colon. Lorsque la constitution du sujet le permet, il y a toujours de l'avantage à les faire précéder d'une saignée générale. Les quarts et demi-quarts de lavemens d'eau de graine de lin amylacés et laudanisés, froids ou tièdes, d'heure en heure, jusqu'à cessation des accidens, sont presque toujours suivis de résultats avantageux. On peut leur faire succéder des lavemens astringens composés d'une décoction de ratanhia, dans laquelle on étend 1 gros de diascordum. Les révulsifs sur les extrémités inférieures et particulièrement les vésicatoires ne doivent point être négligés.

3e. *Période.* Si on est appelé au début de la

période algide , au moment où le nez se refroidit, où la température des membres baisse
d'une manière sensible, au moment où le pouls
s'affaiblit et menace de disparaître , une saignée
générale peut déterminer la réaction et sauver
le malade , mais il n'y pas un instant à perdre.
Bientôt on ouvrirait inutilement les veines.
Le sang épaissi , consistant , ne coulerait plus.
Cependant il ne faudrait pas désespérer. En
frictionnant les membres avec soin , en les
plongeant dans de l'eau très-chaude, en appliquant des ventouses sur la région du cœur, on
réussit parfois à ranimer la circulation. A ce
degré du choléra, il n'y a plus à tenir compte
de l'irritation qui peut exister au ventre. Obtenir une réaction est indispensable ou la mort
ne tarde pas à survenir. Il faut donc ici recourir aux excitans externes et internes. Les synapismes promenés sur les extrémités, les vésicatoires permanens aux cuisses et sur le ventre,
les boissons aromatiques légèrement alcoolisées
à prendre par petites tasses, une potion exci-
tante camphrée à prendre par cuillerées , la
glace à l'intérieur et en frictions, sont les moyens
que j'ai constamment employés dans ce cas.
C'est dans le cours de la période algide que
l'on a conseillé de recourir à la rubéfaction et
à la cautérisation de la peau qui recouvre la

colonne vertébrale, dans le double but d'obtenir une réaction et la cessation des crampes.
Je sais que plusieurs praticiens, M. le deuxième
chirurgien en chef de la marine à Brest, entre
autres, en ont tiré un bon parti dans plusieurs
circonstances, mais je dois à la vérité de déclarer que j'ai essayé ce moyen une vingtaine de
fois par le liniment du docteur PETIT, et même
par la cautérisation actuelle sans en avoir
jamais obtenu d'autre résultat que d'agiter
violemment mes malades, dont aucun n'a
été rendu à la vie : aussi j'y ai complètement
renoncé.

Je ne suis pas convaincu que les moyens
calorifères, dont on a fait un si grand abus,
soient très-utiles dans la période algide. Ils
fatiguent les malades et ne les soulagent point.
Vous les voyez tous chercher à s'en débarrasser.
Toutes les fois que j'ai eu recours à la machine
fumigatoire du docteur Danvers, j'ai réussi à
réchauffer les cholériques, mais, malgré les précautions les plus minutieuses et les plus atten-
tives, un quart-d'heure après la peau était aussi
froide, aussi glacée qu'avant le bain ; et pendant
toute la durée de la fumigation, les malades
éprouvaient une gêne extrême et demandaient
instamment à en sortir. Ils ne consentent qu'avec
une grande répugnance à laisser leurs pieds

posés sur des briques chaudes, sur des bouteilles de grès, et, si on ne les surveille pas,
ils s'en éloignent insensiblement. Le poids des
couvertures est pour eux un fardeau insuppor-
table ; aussi, pendant une grande partie du
cours de l'épidémie de Paimpol, je consentais
volontiers à ce que le cholérique fût peu cou-
vert, et je faisais, sans scrupule, retirer de son
lit les bouteilles chaudes qui l'incommodaient.

4°. *Période*, RÉACTION. La surveiller, la mo-
dérer, si elle devient trop violente. Ne pas l'é-
teindre par des émissions sanguines intempes-
tives. Dégager par les saignées et les révulsifs les
organes qui peuvent être menacés d'engorge-
ment ou de congestions.

La saignée, le laudanum, la glace, l'ipéca,
les vésicatoires, les synapismes, voilà mes prin-
cipaux moyens de traitement dans tous les cas
de choléra. En thèse générale, je puis affirmer,
pour ce qui me regarde, que les cholériques
qu'on a saignés sans les sauver ont résisté et ont
conservé leur température beaucoup plus long-
temps que les autres. Toutes les fois que j'ai
pu tirer du sang d'une veine je l'ai fait, et j'ai
eu souvent la satisfaction de voir mes malades
se rétablir avec une promptitude merveilleuse
à la suite de cette opération. Comment agit-elle
dans ce cas? Est-ce en favorisant dans le sang

le retour de propriétés vivifiantes ? Est-ce en déterminant un véritable mouvement excentrique qui détruit la concentration interne à laquelle est dû en partie le froid de la période algide ? Je suis assez porté à admettre ces deux hypothèses. Les changemens chimiques qui s'opèrent dans le sang des cholériques ne sauraient être contestés. Il perd une partie de ses sels et de son oxygène, et revêt ainsi les propriétés du sang veineux. Or nous savons tous que le sang veineux engourdit et paralyse les organes avec lesquels on le retient en contact, et c'est probablement à la même cause qu'il faut attribuer cette stupeur, cette asphyxie réelle des tissus qui surviennent dans la période algide. Ce qu'il y a de très-positif est que j'ai vu constamment les malades, les vieillards même se ranimer, au moins momentanément, sous l'influence de la saignée, lorsqu'ils étaient déjà parvenus à un degré très-avancé du choléra.

Je ne crois pas avoir traité un seul cholérique sans lui avoir donné du laudanum. Plusieurs malades en ont pris des doses énormes sans qu'il en soit résulté pour eux aucun inconvénient. Dans les campagnes, la saignée et les potions laudanisées étaient presque toujours mes seuls moyens de traitement ; car pour re-

courir aux vésicatoires, et surtout aux synapismes, il fallait batailler long-temps avec les
cultivateurs, qui, dans ce pays, ont pour ces
moyens thérapeutiques une répugnance fondée
sur ce qu'on ne les met en usage que chez les
personnes qui doivent mourir. En effet, comme
ils n'appellent le médecin qu'à la dernière ex-
trémité, et pour ainsi dire par respect humain,
ils ont vu souvent appliquer des synapismes à
des moribonds qui succombaient peu après.
Delà leur résistance, qui était souvent insur-
montable.

Les heureux effets de la glace à l'intérieur et
à l'extérieur sont si bien avérés que je n'en
parlerai pas. Je regrette de n'avoir pu me pro-
curer dans toutes les occasions ce puissant
moyen thérapeutique.

Presque tous les cas de choléra à Paimpol
ayant été compliqués de la présence de nombreux ascarides lombricoïdes qui siégaient prin-
cipalement dans l'estomac, je me déterminai à
recourir de préférence, pour provoquer le vomissement et obtenir ainsi leur expulsion, à la
poudre d'ipéca, dont les succès, dans le traitement des cholériques, avaient été souvent cons-
tatés par divers praticiens distingués de la ca-
pitale. Je n'ai eu qu'à me féliciter de son em-
ploi. Je l'ai administré aussi pendant la période

algide , lorsque les autres moyens n'avaient pas réussi à opérer la réaction, et, dans ce cas même, j'en ai obtenu quelquefois des résultats satisfaisans.

Les vésicatoires occupent justement un rang élevé parmi les moyens les plus propres à détruire cette concentration interne qui est si funeste , et à opérer le mouvement excentrique qui doit être le but constant des efforts du médecin. Lorsque j'ai eu à combattre les congestions qui surviennent si fréquemment pendant les réactions , j'ai eu beaucoup à me louer de leurs effets, et dans un grand nombre de cas leur action m'a paru très-supérieure à celle des émissions sanguines.

J'ai été plus circonspect pour les synapismes, parce qu'il n'est pas toujours facile de borner leur action. J'ai eu soin surtout de ne les tenir appliqués que peu d'instans , car il arrive souvent qu'ils désorganisent la peau lorsqu'ils ne paraissent pas en avoir produit même la rubéfaction.

La convalescence des cholériques est une seconde maladie et une maladie grave. La plus légère imprudence dans le régime suffit pour rappeler les accidens et occasionner la mort. Une femme, Marie Hélary, était hors de tout danger et se livrait depuis plusieurs jours à un exercice

modéré, lorsque, le 26 Août, elle alla recon-
duire une parente à une demi-lieue de Paimpol. Elle rentra fatiguée et prit pour se récon-
forter une rôtie et une demi-bouteille de vin
chaud. Peu d'instans après, les selles et les
vomissemens reparaissent. La nuit se passe
sans secours, et le 27 au matin, quand on
m'appela, je la trouvai mourante.

Ce n'est qu'avec les plus grandes précautions
que l'on doit substanter le cholérique, mais
je crois qu'il importe de ne pas tarder à lui
donner des alimens légers. J'ai remarqué que
les digestions étaient d'autant plus faciles, et le
retour des accidens d'autant moins à craindre,
que le sujet avait pu soutenir promptement
l'usage des bouillons et des fécules. Il est bien
entendu cependant qu'on ne doit les essayer
que lorsque les selles et les vomissemens sont
totalement supprimés.

Les médecins qui ont traité des cholériques
ont été frappés de l'identité qu'à présentée cette
maladie sur tous les points où elle a exercé ses
ravages ; mais une chose digne d'attention est
qu'en se montrant partout accompagnée des
mêmes symptômes, elle a offert des différences
notables dans ses résultats. Ainsi, dans certaines localités, les hommes étaient frappés
dans une proportion plus forte, ailleurs c'é-

taient les femmes, les enfans, les vieillards.
A Paimpol, les femmes et les enfans ont été
atteints en nombre plus considérable que les
hommes, mais les enfans guérissaient presque
tous avec une grande facilité. J'en ai rappelé
plusieurs à la vie lorsqu'ils étaient abandonnés
par leurs parens eux-mêmes.

Le 25 Octobre, on m'invita à aller voir la
fille d'un cabaretier nommé Riou, qui était
mourante. Cette enfant, âgée de 5 ans, avait déjà
été indisposée plusieurs fois. Au moment où
j'entrai, le père me déclara que mes soins
étaient inutiles, que sa fille était morte. La
mère sanglottait auprès de son lit. Je m'ap-
prochai néanmoins de la malade et je sentis
quelques battemens de la radiale. La respiration était lente, très-gênée, les yeux ternes,
profondément enfoncés dans les orbites, les
extrémités glacées. Les selles et les vomissemens s'étaient succédé toute la nuit sans que
ces malheureux appelassent aucun secours.
Une chaleur assez prononcée existait encore
au ventre. En appliquant fortement la main
sur l'épigastre, je provoquai de légers mouvemens des extrémités inférieures. Je prescrivis
immédiatement une boisson aromatique
chaude, 6 sangsues sur le creux de l'estomac,
2 vésicatoires aux cuisses, et je fis placer la

petite malade dans un bain d'enveloppe. Le succès surpassa mon attente. Le pouls se fit bientôt sentir distinctement, la chaleur se ranima, les urines, qui étaient supprimées, reprirent leurs cours et le surlendemain l'enfant était en pleine convalescence.

Eh bien ! croirait-on que j'ai été obligé d'agir d'autorité pour contraindre le père et la mère à laisser traiter cette petite fille pour laquelle ils avaient cependant la plus vive tendresse ?

Ce n'est pas la seule fois que cela me soit arrivé.

Chez les adultes les symptômes étaient plus graves et les résultats plus promptement funestes. J'ai vu succomber en quelques heures plusieurs jeunes gens des deux sexes sans que rien pût arrêter la marche des accidens. Les vieillards, au contraire, résistaient plus long-temps et présentaient souvent de belles réactions dont les suites étaient heureuses. Pendant le cours de l'épidémie, jai reçu dans mon service à l'hôpital de Paimpol trente-huit malades qui tenaient presque tous aux deux âges extrêmes de la vie, et, quoique le choléra ait été parfaitement caractérisé sur eux tous, je n'en ai perdu que dix. Je n'ai pas toujours été aussi heureux en ville et dans la commune de Kerity, lorsque j'ai eu des adultes à traiter.

Si le passage du choléra en France a été marqué par une longue trace de deuil, s'il a causé à un grand nombre de familles des pertes irréparables, et laissé dans les cœurs de douloureux souvenirs, nous avons vu aussi avec une douce satisfaction qu'il a fait éclater les sentimens les plus généreux, et donné naissance aux plus nobles dévouemens. J'en ai été témoin trop de fois pour que quelques exemples ne trouvent point ici leur place.

Au milieu de l'effroi qu'inspiraient à Paimpol les premiers désastres de l'épidémie, on voit arriver dans la ville l'évêque des Côtes-du-Nord, vieillard qui jouit à juste titre de l'estime et de l'affection de tout son diocèse. Ce digne ministre de l'Évangile, dont le but était de rassurer la population par sa présence, pénètre dans le domicile des malheureux, les exhorte à réclamer de prompts secours, à ne plus refuser de se laisser transporter dans les hospices, et leur déclare hautement que, s'il tombait malade lui-même, il s'y ferait conduire. Non content de les inviter à prendre ce parti, il se rend à l'hôpital, me prie de lui désigner un cholérique, et l'embrasse. Il se promène ensuite dans les salles, portant sur le front la sérénité de sa belle âme, s'approche successivement de tous les malades, leur fait entendre des paroles de paix et de consolation , et ne quitte cet asile de douleur qu'après avoir laissé dans tous les cœurs l'espoir d'une guérison prochaine et d'un plus heureux avenir.

Deux sœurs de la Providence ( Marcelle et Nathalie ), justifiant le nom de leur ordre, ferment leur école au début de l'épidémie, et s'unissent à quelques dames spontanément associées, sous la direction de la veuve respectable d'un ancien médecin de la marine , pour donner des soins aux cholériques à domicile et dans les hospices. Leur zèle ne s'est pas démenti un instant , et je leur rends un hommage mérité en déclarant que, si j'ai obtenu des succès dans le traitement des malades qui m'ont été confiés, je le dois en partie à leur coopération et à leur intelligente activité.

Une jeune fille de Paimpol , Mazie Poisivara, touchée des malheurs qui affligent ses concitoyens , se dévoue avec le désintéressement le plus sublime au service des cholériques , se porte nuit et jour partout où elle peut être utile, et brave pendant deux mois les fatigues et les dangers auxquels elle s'expose volontairement.

M. Broussais a dit, avec l'accent de la plus intime conviction , que le choléra servirait à démontrer la puissance de la médecine. Cette assertion, qu'on chercherait vainement à réfuter, est suivant moi de la plus exacte vérité. Certes, la médecine ne sauve pas tous les cholériques. Il en est, et c'est malheureusement un très-grand nombre, qui périssent malgré les soins les plus suivis et les mieux entendus ; mais si elle ne guérit pas toujours le choléra, quand une fois il est déclaré, elle peut, dans presque tous les cas, l'entraver, empêcher son développement, et en cela elle a rendu un bien grand service à l'humanité, puisque, sans elle, le nombre des victimes eût été encore beaucoup plus considérable. Peu de médecins ont été atteints par le choléra, quoiqu'ils aient pour ainsi dire vécu dans des foyers d'infection pendant toute la durée de l'épidémie, et ils le doivent sans doute à la promptitude avec laquelle ils ont traité les nombreuses indispositions qu'ils ont éprouvées. Il y aurait donc de la mauvaise foi à nier l'efficacité des secours de l'art au début de la maladie. Les faits le prouvent.

Peu de jours après que le choléra avait éclaté à Brest, Mademoiselle D.... éprouva en se réveillant quelques coliques, qui furent suivies de trois ou quatre selles très-liquides. Le pouls était petit, les douleurs et la soif nulles. Je me bornai à prescrire une eau de riz sucrée et un demi-lavement amylacé laudanisé. A 9 heures des vomissemens se déclarent, les selles continuent, les traits se décomposent, les yeux se cernent, le pouls s'affaiblit, la température de la peau baisse sensiblement. Trente sangsues appliquées à l'épigastre et au siège, une boisson adoucissante chaude et les demi-lavemens arrêtent les accidens ; mais la lésion avait été déjà si profonde que la convalescence a duré plus de deux mois.

A la même époque, E. N...., tailleuse, se lève avec l'apparence de la meilleure santé. Peu après elle se sent étourdie, faible, et va 10 ou 12 fois à la selle sans aucune douleur. Bientôt des nausées surviennent, le malaise augmente, le corps se refroidit, les traits s'altèrent, et la face prend brusquement une teinte bleue qui épouvante la malade et sa famille. Malgré la petitesse du pouls, j'ouvris une veine au bras. A mesure que le sang coulait, la face reprenait sa coloration habituelle. Qnelques sangsues appliquées au siège, la diète, une boisson adoucissante, des quarts de lavemens laudanisés furent mes seules prescriptions, et deux jours après E. N.... avait repris ses occupations et ne conservait qu'une grande faiblesse, qui se prolongea long-temps.

Aucun de ces deux cas ne représente le choléra ; mais il est de toute évidence que l'on trouve en eux les premiers symptômes de cette affection , qui n'eût pas tardé à se caractériser, si les malades n'avaient été promptement secourues. Il est peu de médecins qui ne puissent citer un grand nombre de faits semblables.

En général, toutes les personnes qui ont consenti à traiter leurs indispositions pendant le cours de l'épidémie ont été épargnées par le choléra. Il n'en a pas été de même de celles qui ont bravé les premières atteintes du mal , et qui n'ont appelé de secours que quand une lutte trop inégale avait épuisé leurs forces. J'en ai eu un bien triste exemple dans ma famille. Madame C...., qui connaissait aussi bien que personne l'importance des premiers secours , se sent indisposée le 22 juillet au matin ; mais rassurée par une constitution que jusqu'alors la maladie n'avait jamais troublée , elle dissimule avec soin les douleurs qu'elle éprouve , ne change rien à ses habitudes , et dîne comme elle avait coutume de le faire. A 6 heures une forte diarrhée se déclare, quelques vomissemens lui succèdent. Vers 8 heures les accidens se pressent , la circulation se rallentit , et la période algide se déclare. Ce n'est qu'alors seulement qu'elle avoue que depuis le matin elle est souffrante , et qu'elle réclame l'assistance d'un médecin. Il était trop tard. La médication.

la plus énergique fut tentée sans succès. A 6
heures du matin elle avait cessé de vivre.

Ce n'est pas sans raison que gouvernement
a attaché la plus haute importance à l'hygiène
spéciale du choléra, et que, dans ses intentions philantropiques, il a publié des instructions populaires sur cet objet ; mais la prophy-
laxie ne se borne point aux soins ordinaires
pour conserver la santé, elle s'étend surtout
aux indispositions qui ont plus ou moins d'affi-
nité avec le choléra indien. Je répéterai ici une
chose que j'ai répandue autant qu'il a dépendu
de moi, et que tout le monde aurait dû savoir :
la diarrhée est presque toujours la forme qu'af-
fecte le choléra à son début. Négligez-la, elle
peut se continuer sans aucune gravité apparente
pendant un jour ou deux, souvent davantage,
et tout d'un coup elle change de nature, trahit
par ses caractères l'existence du flux cholérique,
et le malade, dont la santé ne semblait nullement altérée, est enlevé avec la rapidité de la
foudre. Les exemples en sont extrêmement
nombreux. En temps d'épidémie de choléra,
il importe donc de considérer les diarrhées,
même les plus bénignes, comme des affections
sérieuses, et de les traiter comme telles. Il est
rare qu'on ne puisse s'en rendre maître par des
moyens forts simples, et qui sont à la portée

de tout le monde. La diète, le repos dans le lit, une boisson adoucissante, des fomentations émollientes sur le ventre, des quarts de lavemens d'eau de graine de lin laudanisés, remplissent fort bien cette indication. Quand la diarrhée s'accompagne de douleurs, il faut faire précéder ces moyens d'une saignée générale, si la constitution du sujet le permet, ou d'une application de sangsues au siège.

Je ne crois pas devoir traiter ici de la contagion. Cette question, pour être résolue, a besoin de faits comparatifs et contradictoires qui m'entraîneraient trop loin. Cependant si chacun doit dire l'opinion qu'il a conçue, je me rangerai au nombre de ceux qui pensent que le choléra ne renferme pas un principe contagieux.

Le désir de secourir mes malheureux compatriotes, décimés par le choléra-morbus, me fit demander à être envoyé à Paimpol, où l'épidémie sévissait avec une violence peu ordinaire. Ma mission, dans cette localité, a été rendue facile par le concours éclairé de M. le maire, et par celui de MM. les membres de la commission de salubrité, dont le zèle et les sacrifices de tout genre n'ont point connu de bornes. J'ai trouvé chez MM. les médecins de la ville l'assistance et le dévouement qu'on a toujours droit d'attendre des hommes qui se livrent à la profession médicale. Heureux de leur rendre ici la justice qui leur est due, il ne me reste qu'à appeler l'indulgence de mes lecteurs sur un travail que je n'ai entrepris que pour remplir un devoir en contribuant, par le fruit de mes faibles observations, à éclairer le traitement d'une des plus cruelles maladies qui aient jamais affligé la France.

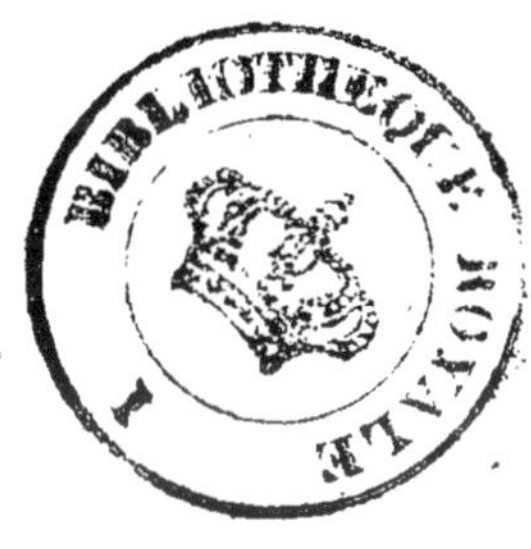


FIN.